Cátia Fernandes

Qualidade de vida das crianças com doença renal

Cátia Fernandes

Qualidade de vida das crianças com doença renal

ScienciaScripts

Imprint

Cover image: www.ingimage.com

This book is a translation from the original published under ISBN 978-620-2-08164-1.

Publisher:
Sciencia Scripts
is a trademark of
Dodo Books Indian Ocean Ltd. and OmniScriptum S.R.L publishing group

120 High Road, East Finchley, London, N2 9ED, United Kingdom
Str. Armeneasca 28/1, office 1, Chisinau MD-2012, Republic of Moldova, Europe
Printed at: see last page
ISBN: 978-620-7-97876-2

Muito mais do que se pode escrever
nos livros, é possível observar a
felicidade destas crianças

"Dedica-te ao teu bem-estar, mantém à tua volta o que te faz feliz, depois desfruta desse bem-estar pleno..."

Catia Fernandes

RESUMO

INTRODUÇÃO

A doença renal infantil é uma doença crónica que pode perturbar a vida das crianças e das suas famílias. O seu condicionamento e as alterações na sua vida quotidiana impedem as crianças e as famílias de desfrutarem de uma vida normal.

Esta doença caracteriza-se por uma perda da função renal e, consoante a percentagem desta perturbação, a doença tem diferentes estádios. Para cada fase, existem diferentes formas de tratamento, que vão desde uma dieta controlada até à diálise ou a um transplante de rim.

A estas crianças é frequentemente negado o direito de brincar, sendo substituídas por visitas ao médico, pelo cumprimento de um programa de medicação ou de tratamento. As crianças têm responsabilidades adicionais em comparação com as crianças saudáveis.

Estas mudanças provocam transformações físicas, psicológicas e sociais em cada criança, que podem alterar a sua própria perspetiva e perceção da qualidade de vida (QV).

Para que estas crianças e as suas famílias possam usufruir de uma qualidade de vida satisfatória e viver uma vida tão normal quanto possível, é necessário encontrar um equilíbrio entre estes três aspectos. Quando há uma doença e um enfraquecimento de um destes elos, é necessário encontrar estratégias adequadas para poder ultrapassar e recuperar uma nova forma de bem-estar a todos os níveis.

A forma como a doença é encarada depende de muitos factores, incluindo a idade da criança, a sua perceção da doença, os tratamentos a que terá de se submeter, os requisitos dietéticos, as restrições sociais e as relações familiares, entre muitos outros.

A qualidade de vida relacionada com a saúde (QVRS) é um conceito multidimensional, que abrange várias componentes: bem-estar físico e psicológico, atividade social e percepções relacionadas com a saúde (Guedes 2013).

O objetivo deste livro é concentrar informações sobre a doença renal nas crianças e a sua qualidade de vida, contribuindo assim para uma melhor qualidade de vida destas crianças. O livro baseia-se numa sólida literatura, na investigação científica sobre a qualidade de vida das crianças com doença renal nas colónias de férias, na experiência profissional como enfermeira que trabalha com crianças com doença renal internadas em unidades de nefrologia pediátrica, em consultas de enfermagem em colónias de férias nacionais e internacionais para crianças com doença renal e em encontros com jovens com a mesma doença.

A estrutura deste documento começa com uma definição e caraterização da doença renal infantil, seguida de uma discussão sobre a qualidade de vida destas crianças. Por fim, são apresentadas estratégias: uma abordagem profissional e actividades recreativas, como campos de férias, que podem ser úteis aos profissionais de saúde e/ou às pessoas que cuidam das crianças, na tentativa de minimizar os efeitos adversos da doença renal nas crianças e melhorar a sua qualidade de vida.

1. DOENÇA RENAL EM CRIANÇAS

A doença renal caracteriza-se por uma perda da função renal. Em função das suas características, pode ser aguda ou crónica, existindo várias fases desta última. O diagnóstico baseia-se numa análise pormenorizada do estado de saúde da criança e dos seus antecedentes pessoais e familiares.

A doença renal crónica é a perda progressiva e geralmente irreversível da função renal e leva a problemas físicos, sociais e económicos (Bezerra, Oliveira & Maia, 2016).

As crianças com doença renal e a sua família precisam de mudar alguns dos seus hábitos diários para promover a sua saúde.

Alves & Santos (2015) dizem-nos que a doença renal está associada à redução da qualidade de vida e que a sua incidência e prevalência estão a aumentar na população pediátrica.

A forma como cada criança vivencia as alterações inerentes à doença renal afectará a sua qualidade de vida.

As causas mais comuns de lesão renal aguda na população pediátrica portuguesa são a sépsis/choque sético, a insuficiência cardíaca/choque cardiogénico, a glomerulonefrite aguda/rapidamente progressiva, a encefalopatia hipóxico-isquémica e a síndrome hemolítico-urémica (C. Silva, 2015).

Os factores de risco mais associados à doença renal crónica são as causas congénitas (anomalias dos rins e das vias urinárias), a doença renal hereditária e outros problemas como o baixo peso à nascença, a hipertensão arterial e a obesidade (M. Lopez, 2013).

De acordo com Fernandez & Hijosa (2014), a doença renal crónica em crianças é mais comum nos rapazes.

As infecções do trato urinário mal tratadas podem

também levar à insuficiência renal. As raparigas são mais susceptíveis de contrair infecções devido à proximidade da uretra e do ânus. A falta de higiene genital promove a infeção (White & Pamplona, 2013).

O reconhecimento prévio dos factores de risco ajuda o processo de intervenção sanitária.

As consequências mais importantes que ocorrem em crianças com DRC (doença renal crónica) são a privação do crescimento, a falha no desenvolvimento do sistema nervoso central, o comprometimento intelectual e da memória, a anemia crónica, os distúrbios alimentares e a restrição alimentar (White & Pamplona, 2013).

A doença renal do bebé divide-se em diferentes fases. Cada fase tem as suas próprias necessidades específicas.

A insuficiência renal crónica é definida pela presença de uma função renal comprometida:

[2]alterações morfológicas e funcionais nos perfis

laboratoriais ou radiológicos durante um período superior a três meses ou um filtrado glomerular inferior a 60 ml / min / 1,73m durante três meses ou mais (Briones, Lopez, & Adragna, 2016).

A National Kidney Foundation, através da KDOQI (Kidney Disease Outcomes Quality Initiative), classifica a doença renal crónica em 5 fases:

- Fase 1: é definida como uma doença renal com uma taxa de filtração glomerular normal ou elevada;

- Fase 2: doença renal com uma redução discreta da taxa de filtração glomerular.

- Fase 3: doença renal crónica moderada;

- Fase 4: doença renal crónica grave ;

- A fase 5 é a insuficiência renal (National Kidney Foundation, 2002).

[2]Na fase 1, a taxa de filtrado glomerular é > 90 ml / min / 1,73m ; Na fase 2, a taxa de filtrado glomerular é

2222está entre 60-89mL / min / 1,73m ; Na fase 3, o caudal de filtrado glomerular está entre 30-59mL / min / 1,73m ; Na fase 4, o caudal de filtrado glomerular está entre 15-29mL / min / 1,73m ; Na fase 5, o caudal de filtrado glomerular é inferior a 15 mL / min / 1,73m e requer diálise para sobreviver (National Kidney Foundation, 2002).

Esta classificação é válida para crianças com mais de dois anos de idade. No entanto, crianças nascidas com anomalias estruturais graves apresentam DRC antes de esperar os três meses propostos para o diagnóstico (Briones et al., 2016).

A progressão da doença ocorre desde a fase mais precoce e tem três causas principais: perda de massa nefrótica, hipertensão e proteinúria (Briones et al., 2016).

A acidose metabólica está associada à progressão da doença renal crónica e é frequente, sobretudo quando o filtrado glomerular

^{2}cai abaixo de 30 mL / min / 1,73m por uma diminuição na excreção de ácidos líquidos (Briones et al., 2016).

Os principais efeitos adversos da acidose metabólica crónica são o atraso no crescimento, o desenvolvimento ou a exacerbação de doenças ósseas, a perda muscular, a redução da síntese de albumina, a progressão acelerada da DRC, a tolerância à glicose diminuída, a função tiroideia anormal, a estimulação da inflamação, o aumento da produção de microglobulina p, o desenvolvimento de doenças cardiovasculares, o aumento da morbilidade e da mortalidade (Briones et al, 2016).

O tratamento da doença renal pode ser conservador, em que a criança segue uma dieta, toma medicamentos e adopta um estilo de vida adequado; pode ser submetida a diálise, que pode ser hemodiálise ou diálise peritoneal, ou pode ser necessário um transplante renal.

Numa fase avançada (estádios 4 e 5), a doença

renal caracteriza-se por uma perda irreversível da função renal, o que tem como consequência a não manutenção das funções reguladoras, excretoras e endócrinas (M. Lopez, 2013).

O tratamento da DRC tem como objetivo retardar a progressão da insuficiência renal e reduzir as complicações associadas. À medida que a doença progride, torna-se necessário adotar medidas mais invasivas, conhecidas como terapia de substituição renal. Esta terapia inclui a hemodiálise, a diálise peritoneal e o transplante renal (M. Lopez, 2013).

A doença renal crónica progride rapidamente para uma doença renal terminal, em que o tratamento da função renal tem de ser substituído (Briones et al., 2016).

A adesão ao tratamento significa aceitar a terapia renal substitutiva prescrita e realizá-la corretamente. Vários fatores interferem neste processo, como as características da criança, as características da terapêutica, a relação com os profissionais de saúde, os aspetos socioeconómicos, entre outros (White & Pamplona, 2013).

Durante a fase de tratamento, as crianças com DRC podem ter a QV prejudicada, devido à ansiedade inicial durante o tratamento, falta de autonomia, dificuldade em lidar com uma doença irreversível e incurável, desconforto causado pelas idas frequentes ao hospital, diminuição da energia, limitação das atividades diárias, muitas vezes sem apoio familiar, interferindo na saúde física e psicológica das crianças (J. Lopez, Fukushima, Inouye, Pavarini, & Orlandi, 2014).

2. QUALIDADE DE VIDA DAS CRIANÇAS COM DOENÇA RENAL CRIANÇAS

A Organização Mundial de Saúde (OMS) define a saúde como "um estado de completo bem-estar físico, mental e social e não apenas a ausência de doença". Assim, a medição da saúde e dos efeitos dos cuidados de saúde não deve incluir apenas a comunicação de alterações na frequência e gravidade da doença, mas também uma estimativa do bem-estar, que pode ser avaliada através da medição das melhorias na qualidade de vida relacionada com os cuidados de saúde (Organização Mundial de Saúde, 2017).

A mesma organização define qualidade de vida como a perceção que o indivíduo tem da sua posição no ciclo de vida humano, do contexto em que vive, da sua cultura e dos seus sistemas de valores. Está ligada a objectivos, expectativas, normas e preocupações. É um conceito holístico que é fortemente influenciado pela saúde física, pelo estado psicológico, pelas crenças, pelas relações sociais e pela interação com o ambiente (Organização Mundial de Saúde, 2017).

O conceito de qualidade é subjetivo e difícil de definir. Está diretamente ligado às perceções, necessidades e objetivos individuais. O significado que cada pessoa atribui a diferentes situações vai influenciar a forma como as perceciona e interpreta (E. Silva, Fernandes, Marques, & Duarte, 2017).

Medir a qualidade de vida não é tarefa fácil, dada a sua complexidade e individualidade. Nas crianças, é ainda mais difícil. Na tentativa de resolver este problema, o número de instrumentos tem vindo a aumentar, mas continua a ser limitado.

A qualidade de vida é um conceito multidimensional relacionado com o funcionamento físico, emocional, mental e social (Homaie Rad, Mostafavi, Delavari, & Mostafavi, 2015).

A qualidade de vida relacionada com a saúde é utilizada para medir os efeitos das doenças e dos métodos de tratamento no bem-estar das pessoas (Homaie Rad et al., 2015).

Os investigadores estão interessados na qualidade de vida das crianças com doença renal. Tentam compreender de que forma a doença renal afecta a vida das crianças com a doença e como vivem com ela.

Ainda não existem muitos estudos sobre este tema. Os instrumentos de investigação existentes referem-se frequentemente à população adulta e, por vezes, não abrangem todos os aspectos inerentes às crianças, e as questões colocadas nem sempre reflectem com exatidão a avaliação da QdV.

Eis alguns exemplos de escalas utilizadas para avaliar a qualidade de vida em pediatria:

- KIDSCREEN-52 (Health-related Quality of Life Screening Instrument for Children and

Adolescents): inclui 52 questões, resumidas nas seguintes dimensões: bem-estar físico, bem-estar psicológico, humor e emoções, auto-consciência, autonomia, relações com os pais e a família, apoio social e pares, ambiente escolar, aceitação social e bullying (Child Public Health, 2011).

- KINDL (Health-Related Quality of Life in children and adolescents aged 3 years and older): composto por 24 itens, pode ser preenchido pelas crianças, e outra versão pelos pais. É composto por seis dimensões (mais de caraterização pessoal) que avaliam o bem-estar físico, o bem-estar emocional, a autoestima, a família, os amigos, a escola e a doença (Fernandes, 2016).

- Paediatric Quality of Life (PedsQL ™): inclui 23 itens, pode ser aplicado a crianças e pais, inclui sete categorias: fadiga geral, sobre a minha doença renal (ou doença renal da criança, no caso do questionário ser para os pais), tratamento, interação com a família e amigos, preocupação, aparência física e comunicação.

Estas sete categorias estão divididas em quatro domínios: funcionamento físico, emocional, social e académico (este último aplica-se apenas às crianças) (Tjaden, Grootenhuis, Noordzij, & Groothoff, 2016).

- Child Health and Illness Profile-Adolescent Edition (CHIP-AE): composto por 107 itens baseados em critérios de satisfação, desconforto, resiliência, risco, perturbação e realização (Tjaden et al., 2016).

- Questionário de Saúde Infantil (CHQ-PF50): inclui 50 itens, que convergem no funcionamento físico; limitações no trabalho escolar e actividades com amigos; saúde geral, dores no corpo, desconforto; limitações nas actividades familiares; impacto emocional/tempo passado com a família; impacto emocional ou problemas comportamentais no trabalho escolar e outras actividades diárias; autoestima; saúde mental; comportamento; coesão familiar e mudança na saúde (Tjaden et al., 2016).

- TNO-AZL Children's Quality of Life Questionnaire (TACQoL): inclui 42 itens que analisam a dor e os sintomas, a função motora, a independência, a função cognitiva e social, as emoções positivas e negativas (Tjaden et al., 2016).

- Medidas de qualidade de vida específicas da doença Pediatric Quality of Life Inventory End Stage Renal Disease (módulo PedsQL ESRD): inclui 34 itens que descrevem a fadiga geral relacionada com a doença renal, problemas relacionados com o tratamento, interação e preocupações com a família e os pares (Tjaden et al., 2016).

- Questionário de avaliação da qualidade de vida das crianças e dos adolescentes (AUQEI) de Manificat e Dazord, composto por 26 perguntas que abrangem quatro domínios da vida: autonomia, lazer, funções e família. É utilizado para explorar a satisfação das crianças com muitos aspectos da sua vida quotidiana.

As limitações e alterações impostas pela doença

renal crónica são uma fonte de stress e alteram a forma como as crianças encaram a sua qualidade de vida (Bezerra et al., 2016).

Os estudos mostram que as crianças com doença renal terminal têm pontuações de QdV significativamente mais baixas do que as crianças com outras doenças crónicas (Tjaden et al., 2016).

A doença crónica implica grandes mudanças de hábitos e restrições diversas. A introdução de uma dieta rigorosa, as mudanças físicas, as mudanças na escola, a necessidade de cumprir a medicação ou os tratamentos prescritos, o compromisso de ir regularmente às consultas médicas, a renúncia a compromissos sociais devido ao seu estado de saúde... podem afetar a sua qualidade de vida.

A doença renal afecta a qualidade de vida de qualquer criança com esta doença, exigindo visitas regulares à equipa de saúde, o cumprimento de um regime de tratamento e uma dieta rigorosa (Dotis et al., 2016).

A qualidade de vida das crianças britânicas com doença renal é inferior à do grupo de controlo (saudável), mas, em alguns aspectos, os resultados são comparáveis aos das crianças que necessitam de terapia de substituição renal no final da infância (Mekahli, Ledermann, Gullett, & Rees, 2014).

As pontuações mais baixas de qualidade de vida são para as crianças com doenças associadas, as submetidas a diálise, as que sofreram mais de um ajuste de modalidade de tratamento e as de baixa estatura (Mekahli et al., 2014).

Entre as crianças hospitalizadas, ficou claro que o stress se manifestou principalmente nas fases de alerta e quase exaustão. Elas classificaram sua qualidade de vida como ruim, sendo a dimensão autonomia a mais afetada (Bezerra et al., 2016).

Um estudo realizado com crianças em diálise e na fase pré-diálise, em comparação com crianças saudáveis, revelou que esta doença tem um impacto negativo na sua qualidade de vida em graus variáveis, consoante a idade e a modalidade de tratamento. A qualidade de vida tende a deteriorar-se com a idade e as crianças em diálise têm uma pior qualidade de vida (M. Lopez, 2013).

Tjaden et al (2016) apoiam esta ideia, afirmando que as crianças em diálise correm um risco particularmente elevado de deterioração da QVRS.

Teixeira Duarte, Meadow, Albuquerque, & Andrade (2014) verificaram no seu estudo que as crianças com transplante renal têm uma melhor qualidade de vida do que as crianças em diálise.

Estes factores desempenham um papel decisivo na redução da qualidade de vida (Tjaden et al., 2016):

- Factores médicos: doenças incapacitantes associadas à diálise, efeitos secundários de medicamentos, atraso de crescimento, etc;

- factores sócio-demográficos: mulheres, origem não ocidental ;

- Factores psicossociais: estratégias para

ultrapassar uma doença ineficaz.

Para a análise da experiência pessoal adquirida no contacto com crianças com doença renal, em contexto clínico e não só, na pesquisa e investigação científica, foram seleccionados cinco temas considerados relevantes para a qualidade de vida das crianças com doença renal.

No entanto, é importante notar que estes elementos não são fechados, que se tocam e que por vezes é difícil separá-los. Como seres biopsicossociais que todas as crianças são, seria difícil separá-las em partes, porque elas são um reflexo do todo e não a soma das suas partes.

- Autocuidado e autonomia

As crianças estão conscientes das suas necessidades e estão empenhadas em cuidar de si próprias.

São obrigadas a crescer rapidamente e a empenhar-se no seu regime de tratamento. As crianças sabem que não podem falhar, caso contrário sofrerão consequências negativas. Assumem a responsabilidade pela doença e pelo seu tratamento, pelo que fazer e pelo que não fazer, pelo que é permitido e pelo que não é permitido.

A responsabilidade pelo autocuidado é transferida e, como resultado, as crianças estão conscientes do seu próprio desenvolvimento e envolvem-se no seu tratamento. À medida que as crianças crescem e os seus pais e cuidadores dependem mais de si próprios, é provável que este envolvimento aumente (Abreu et al., 2014).

O zelo com o próprio corpo e com a preservação da saúde pode ser justificado pela cronicidade da doença, que obriga a aprender a viver e a adaptar-se ao tratamento e à nova condição. A consciência e a atenção são factores importantes para enfrentar a doença.

Rapidamente mudam seu processo de autoconhecimento e tornam-se maduros, buscando compreender e conviver com suas limitações (Abreu et al., 2014).

- Autoimagem (crescimento e dispositivos)

A forma como as crianças percepcionam a sua autoimagem terá um impacto nas suas vidas e nas suas relações com os outros.

É frequente as crianças atribuírem novos significados ao seu corpo depois de este ter sido modificado pela presença de cicatrizes causadas por diversos procedimentos médicos, punções, intervenções cirúrgicas, cateteres ou fístulas? No entanto, nem toda a gente vê estas alterações de uma forma negativa.

Um dia, observei dois adolescentes a discutir o tema "cicatrizes abdominais" num campo de férias para crianças que sofrem de doença renal. O adolescente A. disse ao adolescente B. Tu

A criança B., muito indignada e apontando para a sua cicatriz, disse: "Esta cicatriz? Esta cicatriz é o meu orgulho e a minha alegria! Sabem porquê? Porque significa que tive a sorte de ter um dador de rins e que pude receber um transplante! A reação desta adolescente é simplesmente fascinante! Ela encara esta cicatriz de forma muito positiva, atribuindo-lhe a maior importância para a sua sobrevivência. Acreditamos que esta perceção contribui de forma muito positiva para a sua qualidade de vida.

No entanto, nem sempre é esse o caso e é muito comum encontrar crianças com uma autoimagem negativa, insatisfeitas com as cicatrizes e outras alterações corporais.

Dotis et al (2016), no seu estudo sobre a qualidade de vida das crianças com doença renal, verificaram que o bem-estar físico de todas as crianças era significativamente inferior ao das crianças saudáveis e que tal não estava relacionado com a fase da doença.

Abreu et al (2014) dizem-nos que a alteração da imagem corporal ligada ao acesso vascular e ao crescimento: é o elemento mais relatado pelos adolescentes, devido ao seu aspeto físico, quer esteja ligado à presença de um cateter de diálise ou fístula arteriovenosa para hemodiálise, quer esteja ligado a alterações do crescimento e desenvolvimento. As cicatrizes e os aneurismas afectam a autoimagem e podem provocar sentimentos de ansiedade. Trata-se de um processo de adaptação que têm de ultrapassar.

Outra caraterística comum das crianças com doença renal crónica é o facto de serem mais baixas do que as crianças saudáveis da mesma idade.

Este atraso no crescimento interfere na forma como as crianças com doença renal se percepcionam a si próprias e nas suas relações com as outras crianças. Sentem-se prejudicadas, o que as perturba e perturba. Sentem que os outros as consideram doentes e associam-nas a sentimentos de pena. Também referem sentir vergonha da sua aparência física, pois parecem mais novas do que a sua idade cronológica (Abreu et al., 2014).

O tratamento inclui geralmente medicamentos estimulantes do crescimento, nomeadamente hormonas, para minimizar os efeitos secundários da doença, mas nem sempre é possível obter os resultados desejados por muitas crianças.

As crianças com DRC são frequentemente mais baixas do que as crianças saudáveis. O sentimento de vergonha associado à aparência física é evidente nos comentários das crianças. Todos estes aspetos traduzem-se numa autoimagem negativa e num sentimento de inferioridade em relação aos seus pares (Abreu et al., 2014).

Num estudo de crianças em diálise realizado por J. Lopes et al (2014), a QVRS das crianças com doença renal estava mais comprometida nos domínios físicos.

Tjaden et al (2016) dizem-nos que os adultos sobreviventes a longo prazo de doença renal pediátrica em fase terminal têm problemas físicos, mas são bem sucedidos.

- Mudança social

A partir do momento em que as crianças desenvolvem uma doença renal, ocorrem várias alterações sociais na sua vida. As actividades básicas de uma criança saudável, como brincar, correr, andar, saltar, andar de bicicleta, ir à escola, fazer exercício, conviver, ver televisão, jogar, comer alimentos de que gosta, desrespeitar os horários... são muitas vezes condicionadas pelo seu estado de saúde.

Abreu et al (2014) referem a perturbação das actividades escolares das crianças, obrigando-as a faltar frequentemente às aulas, a chegar tarde ou a sair mais cedo devido à necessidade de realizar tratamentos ou à necessidade de hospitalização, bem como as limitações sofridas pelas crianças, como a perda de actividades sociais como brincar com os amigos ou viajar.

Diz-nos também que o tempo dedicado ao tratamento prescrito exclui frequentemente as actividades anteriormente realizadas (Abreu et al.,

2014).

Muitas vezes é necessário faltar à escola para ir a consultas médicas de rotina, a exames, a tratamentos de substituição renal ou em caso de hospitalização devido a um agravamento do quadro clínico. Esta ausência da escola, que é o local de aprendizagem preferido da criança, pode afetar o seu progresso escolar.

Abreu et al (2014) aponta que em seu estudo, as crianças relataram que era difícil acordar cedo e acompanhar a frequência do tratamento dialítico três vezes por semana durante quatro horas.

Tjaden et al (2016) dizem-nos que as crianças com doença renal têm frequentemente um funcionamento neurocognitivo comprometido e resultados escolares mais fracos.

Este autor diz-nos também que os adultos (antigas crianças com doença renal em fase terminal) têm mais dificuldade em integrar-se no mercado de trabalho e em construir uma vida social e familiar.

Como resultado de um desempenho académico inferior, as crianças podem sentir-se envergonhadas por não progredirem na escola e por não conseguirem continuar o seu progresso académico com os colegas da mesma idade.

As relações entre pares tendem a ser mais pobres em crianças com doença renal crónica (Teixeira et al., 2014).

Consoante o tratamento prescrito, o tempo necessário para o cumprir também varia. Se o tratamento consiste numa dieta e/ou numa medicação oral/subcutânea, o tempo necessário é reduzido. Se o tratamento implicar sessões de diálise, o tempo despendido é bastante considerável e pode, por isso, condicionar a criança a realizar actividades sociais que qualquer criança não doente faria.

Todas as actividades devem ser pensadas e planeadas tendo em conta diferentes factores, em função da situação clínica de cada criança.

O funcionamento social das crianças com doença renal tende a ser mais baixo (Teixeira et al., 2014).

- Dimensão psicológica e emocional

A doença, seja ela aguda ou crónica, implica sempre alterações do estado mental. O estado geral da criança vai influenciar a forma como ela aceita a sua doença e a forma como lida com ela. Tudo o que a rodeia - a família, os amigos, o ambiente - tem influência no processo e pode ou não ter um efeito positivo.

A doença renal crónica é um fator de risco para o comprometimento psicossocial e sintomas psiquiátricos. As crianças com doença renal comprometem frequentemente as suas actividades diárias e têm uma pior qualidade de vida do que as crianças saudáveis (Moreira, Bouissou Morais Soares, Teixeira Simões e Silva, & Kummer, 2015).

Segundo Abreu et al (2014), a fragilidade psicológica e até o risco de depressão são comuns em crianças com doença renal.

Tjaden et al (2016) relatam uma série de problemas neurocognitivos em crianças com doença renal em fase terminal, incluindo défices no QI (quociente de inteligência), no desempenho académico e na função executiva (Tjaden et al, 2016).

Num estudo comparativo entre crianças saudáveis e crianças com doença renal, verificou-se que as crianças com doença renal crónica eram mais frequentemente encaminhadas para profissionais de saúde mental do que as crianças do grupo de controlo, apresentavam níveis mais elevados de sintomas depressivos clinicamente significativos e tinham pontuações mais baixas de qualidade de vida global e pontuações mais baixas nos subdomínios psicológico, educacional e psicossocial dos instrumentos PedsQL (Moreira et al., 2015).

Um estudo realizado com crianças hospitalizadas com doença renal concluiu que a maioria das crianças com má qualidade de vida referiu sofrer de stress (Bezerra et al., 2016).

Crianças mais novas internadas numa unidade relataram uma pior qualidade de vida. Este facto pode ser explicado pela falta de estratégias de coping para situações stressantes inerentes à sua idade e ao seu desenvolvimento cognitivo ainda imaturo (Bezerra et al., 2016).

Nos primeiros anos de escola (idade cronológica entre os 8 e os 11 anos), as crianças parecem sentir-se mais aceites socialmente do que as crianças saudáveis. Isto parece dever-se ao facto de não se sentirem vítimas de bullying, desfrutarem de aceitação social e terem uma maior sensibilidade às relações sociais (Dotis et al., 2016).

Todas as mudanças nos hábitos de cada criança podem levá-la a sentir-se excluída da sociedade.

No ambiente escolar, as crianças com doenças crónicas podem ser interpretadas pelos seus colegas de diferentes formas. Podem olhá-las com respeito, camaradagem, curiosidade e com o objetivo de as ajudar, ou podem ignorá-las, consciente ou inconscientemente, porque têm uma doença e não podem fazer o que os outros fazem porque podem magoar-se.

A criança com DRC também pode interpretar a situação de diferentes formas: ajudam-me porque sou inferior e não posso, ou porque gostam de mim e eu quero estar com eles. Ou não gostam de mim e excluem-me porque me sinto rejeitado.

As crianças com doença renal que sofrem de dor têm uma QVRS mais baixa do que as que não sofrem (Teixeira et al., 2014).

Embora ainda não existam muitos estudos, a questão da depressão em crianças com doença renal já está a começar a ser analisada.

A depressão é comum em crianças com DRC, particularmente em crianças mais velhas, em crianças com doença renal há mais de três anos e naquelas com doença renal nos estádios IV e V (Kogon, et al., 2013).

Moura, Junior, Dantas, Araujo e Collet (2014), em seu estudo sobre atividades lúdicas para crianças com doenças crônicas, verificaram que a realização de atividades lúdicas com as crianças aumentou o interesse e a participação delas nos cuidados de saúde, contribuindo para uma melhoria na forma como lidam com a doença.

As crianças com doença renal que praticam exercício físico têm uma melhor qualidade de vida do que as crianças sedentárias (Teixeira et al., 2014).

- A família

Em diferentes situações, a família é vista como uma fonte de apoio. É a família que está presente nos bons e nos maus momentos. Numa situação de doença, são os familiares mais próximos (ou, excecionalmente, outros prestadores de cuidados) que prestam os cuidados de saúde necessários ao bem-estar da criança.

Por conseguinte, quando a criança tem de cumprir um regime terapêutico, é a família que assume a responsabilidade. A realização de actividades relacionadas com o tratamento afecta muitas vezes as actividades quotidianas da família, levando à necessidade de reorganizar o tempo e as tarefas.

Nas famílias de crianças em diálise peritoneal, é comum identificar alterações na dinâmica familiar. Os pais (particularmente as mães) que são os principais cuidadores dos seus filhos referem encontrar dificuldades laborais como a manutenção do emprego, constrangimentos financeiros, sociais e relacionais que decorrem das exigências dos cuidados de saúde da criança (Lomba Lameirinhas, Smith, & Brito, 2014).

Quando estas mudanças não são bem sucedidas, podem conduzir a momentos de tensão familiares e, por fim, a uma rutura.

As crianças não são indiferentes a estas mudanças. Muitas vezes, reconhecem e podem exprimir sentimentos negativos porque percebem que a doença afecta não só elas, mas também a vida dos outros membros da família.

As crianças e os adolescentes têm a impressão de que os seus cuidadores estão a abdicar de muitas coisas importantes para cuidar deles. O tempo passado em tratamento também leva a mudanças significativas na sua vida quotidiana e na dinâmica familiar (Abreu et al., 2014).

A durabilidade da doença renal infantil tem uma influência negativa na QdV da criança (Teixeira et al., 2014).

Num estudo integrativo da experiência de crianças com DRC, encontrámos oito temas representativos de aspetos condicionados pela condição: responsabilização precoce pelo autocuidado, socialização afetada e restrições ao brincar, comprometimento da aprendizagem escolar, crescimento inadequado à idade, autonomia, autoimagem, dimensões psicológicas e emocionais e, por fim, família (Carvalho Silveira, & Martin, 2015).

Num estudo realizado com crianças e adolescentes com DRC em hemodiálise e respetivos cuidadores, foram identificados sete temas para determinar os fatores com impacto na QVRS: restrições hídricas e alimentares, limitações do tratamento, tempo de tratamento, alteração da imagem corporal relacionada com o acesso vascular e crescimento, estigma, autocuidado e esperança no transplante (Abreu et al., 2014).

Pode-se dizer que quatro tópicos foram encontrados em comum com o estudo de revisão integrativa de Carvalho et al. (2015): As limitações impostas pelo tratamento, como as atividades escolares e as brincadeiras; o tempo despendido no tratamento, pois leva a restrições na socialização e a alterações na dinâmica familiar; a alteração da imagem corporal relacionada com a presença de acessos vasculares e o atraso no crescimento, que afeta a sua autoimagem e, por fim, o autocuidado, através da necessidade que as crianças demonstram em cuidar do seu próprio corpo, dado o caráter crónico da doença.

Os outros três tópicos referidos por Abreu et al (2014) descritos abaixo, são mais direccionados para as crianças em hemodiálise, mas não deixam de ter pontos em comum com outras crianças com doença renal.

No que diz respeito às restrições hídricas e alimentares, o aspeto mais referido pelas crianças é a limitação do consumo de sal. Este aspeto, entre outros, deve ser comum a todas as crianças com doença renal e, em geral, deve ser respeitado por todos nós.

No que respeita ao estigma, as alterações da imagem corporal provocadas pelo acesso vascular, bem como o atraso no desenvolvimento e no crescimento, levam a que muitas crianças sintam preconceitos, o que as incomoda e angustia.

As crianças lamentam ser vistas como doentes, dignas de pena. A maior dificuldade é no ensino secundário, o que pode levar a dificuldades de relacionamento com os colegas e a maus resultados académicos (Abreu et al., 2014).

No que respeita à esperança no transplante, o desejo de recuperar a saúde, expresso por sentimentos de esperança e de expetativa de sucesso do transplante. A possibilidade de desvincular a hemodiálise e, assim, eliminar a dor das punções ou o desconforto do manuseamento do cateter de diálise, ou a liberdade de utilizar o tempo de hemodiálise em atividades prazerosas (Abreu et al., 2014).

Os adultos que ultrapassaram a doença renal infantil apresentam uma QdV normal. Apesar desta sensação subjectiva de bem-estar, estes clientes têm, em média, dificuldades significativas em concluir os seus estudos, estabelecer relações íntimas e encontrar emprego.

Há uma série de estratégias médicas e psicossociais que podem potencialmente melhorar a QV em crianças com ESRD. A avaliação regular da QVRS e da função neurocognitiva pode identificar áreas em que as terapias e intervenções podem ser úteis. A avaliação da QVRS deve ser uma parte regular dos cuidados clínicos (Tjaden et al., 2016).

3. PAIS DE CRIANÇAS COM DOENÇA RENAL

De acordo com Lopes (2013), os prestadores de cuidados primários tendem a ter uma perspetiva diferente sobre as crianças com doença renal, nomeadamente no que diz respeito aos aspetos sociais e emocionais. Os prestadores de cuidados primários frequentemente subestimam os efeitos da doença na qualidade de vida da criança.

Lopes M., Ferraro e Koch (2014) apoiaram esta ideia no seu estudo, percebendo que existe uma tendência para a discordância entre os relatos de QV das crianças e dos seus cuidadores, que aumenta com a idade. Os cuidadores tendem a subestimar os efeitos da doença na QV de seus filhos.

Pais e filhos concordam em atribuir uma melhor qualidade de vida às crianças com doença renal masculina (Teixeira et al., 2014).

No que diz respeito à perceção dos cuidadores em relação ao tema da depressão, Kogon et al (2013) verificaram no seu estudo que os pais que suspeitavam da possibilidade de depressão nos seus filhos já tinham sido encaminhados para um nefrologista e confirmou-se que esta descrição era realmente bem fundamentada. No entanto, alguns pais não são sensíveis aos sintomas da doença e, como resultado, a prevalência do diagnóstico é muito alta. Este número baixo reflecte um problema geral de sub-reconhecimento e sub-tratamento da doença em crianças e deve servir como um lembrete da necessidade de avaliação.

A qualidade de vida dos prestadores de cuidados de crianças com DRC e dos prestadores de cuidados de crianças saudáveis foi semelhante. As pontuações mais baixas foram obtidas para o item "saúde geral" entre os prestadores de cuidados de crianças com doença renal. Os escores de "saúde geral" dos cuidadores também foram menores em associação com o tratamento conservador e métodos de tratamento hemodialítico e em associação com uma maior magnitude de deficiências de parâmetros laboratoriais (Lopes M. et al., 2014).

Um estudo realizado na Suíça com pais de crianças com síndrome uraémica hemolítica sobre a sua própria QdV e saúde mental revelou que esta não foi afetada em comparação com os dados normativos, embora um pequeno número preenchesse os critérios para o diagnóstico total ou parcial de saúde mental e perturbação de stress pós-traumático (Butler et al., 2016).

Por conseguinte, é importante que os prestadores de cuidados de saúde prestem especial atenção aos filhos de pais com síndrome uraémica hemolítica, uma vez que alguns pais podem necessitar de apoio psicológico (Butler et al., 2016).

Um estudo realizado com pais de crianças com

síndrome nefrótica, uma doença benigna e potencialmente curável, revelou que a sua qualidade de vida pode ser afetada em vários domínios de funcionamento. As famílias com crianças do sexo feminino que sofrem de doença renal são um fator de risco para uma classificação funcional baixa. A presença de complicações graves durante o curso da doença afecta a dinâmica familiar. É importante ter em conta as queixas dos pais e transmiti-las aos sistemas de apoio social adequados (Mishra, Ramachandran, Firdaus, & Rath, 2015).

4. ESTRATÉGIAS PARA MINIMIZAR O IMPACTO NEGATIVO DA DOENÇA

Todas as estratégias que pudermos utilizar para ajudar as crianças com doença renal a melhorar a sua qualidade de vida e a minimizar o impacto da doença nas suas vidas serão uma mais-valia. Em termos clínicos, os profissionais de saúde têm um papel importante a desempenhar, mas ser criança exige a satisfação de muitas outras necessidades, como as recreativas, relacionais, sociais e muitas outras. É provável que estas necessidades sejam parcialmente satisfeitas através da participação em campos de férias para crianças com doença renal.

4.1. PROFISSIONAIS DE SAÚDE EM PAPEL

O diagnóstico médico precoce da doença renal, particularmente das anomalias congénitas dos rins e do trato urinário (a principal causa de transplantes renais em crianças), é crucial. O rastreio regular da pressão arterial desde a infância, as mudanças no estilo de vida, a prevenção da obesidade, as mudanças na dieta, a prevenção de um estilo de vida sedentário, em contraste com a atividade física, são estratégias de grande importância para a doença renal (Briones et al., 2016).

Acompanhamento conjunto do pediatra e do nefrologista das crianças com doença renal crónica para implementar a melhor estratégia de proteção renal em cada fase, o que não só retarda a progressão da doença renal como melhora essencialmente a qualidade de vida (Briones et al., 2016).

Tendo em conta a sensibilidade de cada criança e as alterações que a DRC irá provocar, o seu plano de tratamento deve ser estabelecido com cuidado e modificado sempre que necessário, de modo a causar o mínimo de danos possível e a ajudá-lo a realizar as actividades habituais da vida da forma mais natural possível.

O objetivo da elaboração de um plano de

tratamento deve ser o de minimizar o impacto da doença renal na criança e na sua família e promover a sua qualidade de vida. Este plano deve centrar-se nas necessidades individuais de cada criança e de cada família, necessidades que só quem conhece muito bem os seus doentes pode definir.

A linguagem utilizada deve ser adaptada à criança e à sua família, para que compreendam o que está a ser dito e sejam envolvidas, tanto quanto possível e da melhor forma, no plano terapêutico.

Os profissionais que trabalham com crianças e famílias devem ter um conhecimento completo e aprofundado deste utilizador. O conhecimento das evidências científicas actuais apoia as crianças e as suas famílias e pode melhorar a sua qualidade de vida. Dada a proximidade dos enfermeiros com a criança e a família, estes são profissionais privilegiados que podem desempenhar um papel extremamente importante na prestação de cuidados de saúde.

As alterações de saúde induzidas pela doença renal têm efeitos adversos na dinâmica familiar. Assim, as intervenções dos enfermeiros devem centrar-se na identificação das dificuldades da família no processo de adaptação à nova condição clínica, na partilha de cuidados e na promoção do bem-estar familiar (Lomba et al., 2014).

As intervenções dos enfermeiros são vistas como facilitadoras no processo de adaptação da família às necessidades da criança e na promoção do bem-estar dos membros da família (Lomba et al., 2014).

Os enfermeiros devem intervir junto destas famílias para melhorar a sua qualidade de vida e estratégias de coping, promovendo a saúde física, emocional e espiritual de todos os membros da família (Lomba et al., 2014).

No hospital, o enfermeiro é o profissional mais qualificado e o que está mais próximo da criança. Este deve minimizar o sofrimento da população pediátrica através de cuidados e orientações específicas para esta população (Alves & Santos, 2015).

As crianças em hemodiálise têm um contacto regular com os enfermeiros, que realizam as suas sessões de diálise (entre outros tratamentos), conforme prescrito. Nesta população, a via de acesso mais comum é o cateter venoso central, mas também pode ser uma fístula arteriovenosa (mais comum nos adultos). No caso dos cateteres, o risco de infeção é muito elevado. No caso das fístulas arteriovenosas, o risco de hemorragia é muito elevado. O objetivo da intervenção de enfermagem é minimizar a possibilidade de ocorrência destas situações.

Do ponto de vista médico, Fernandez & Hijosa (2014) dizem-nos que é importante o controlo do hiperparatiroidismo secundário e a normalização do cálcio sérico, do fósforo e da vitamina D, para controlar as alterações ósseas. Referem ainda que o tratamento da anemia se baseia na suplementação de ferro e na administração de agentes estimuladores da eritropoiese. Estas crianças apresentam frequentemente alterações hidro-salinas no metabolismo e no controlo do equilíbrio ácido-base, com uma diminuição mínima do filtrado glomerular. A desnutrição é muito frequente em crianças com DRC, particularmente em crianças com menos de dois anos de idade e em casos de redução grave da filtração glomerular, pelo que a intervenção nutricional é essencial. O atraso de crescimento é multifatorial, e a administração de hormona de crescimento humana recombinante (rhGH) combinada com a correção de outros factores melhora este atraso.

A pessoa com apenas um rim, congénito ou adquirido, deve ser monitorizada pelo nefrologista e ter um acompanhamento a longo prazo (Briones et al., 2016).

O contexto social em que a criança e a sua família vivem também deve ser tido em conta. Neste contexto, os enfermeiros e os outros técnicos que acompanham a criança, como médicos, nutricionistas e psicólogos, podem fazer um excelente trabalho para ajudar estas crianças e as suas famílias a ultrapassar este problema de saúde da melhor forma possível, com o mínimo de danos.

Um olhar qualificado da equipa de saúde sobre os aspetos significativos da criança é fundamental para melhor adequar o tratamento, o prognóstico e a qualidade de vida (Carvalho et al., 2015).

A escuta qualificada pode ajudar os profissionais a compreender melhor suas crianças e famílias e apoiar a decisão de continuar o tratamento (Carvalho et al., 2015).

Bons cuidados de saúde significam não só tratamento médico, mas também avaliação dos factores de qualidade de vida, que podem ajudar a promover a saúde das crianças (Dotis et al., 2016).

Um estudo realizado com 5 crianças em hemodiálise em Fortaleza identificou alguns diagnósticos de enfermagem. Dois deles eram comuns a todas as crianças: risco de infeção e processos familiares interrompidos; outros cinco diagnósticos atingiram 80% das crianças: distúrbios de eliminação urinária; atividades recreativas deficientes; intolerância à atividade; falta de conhecimento e medo (White & Pamplona, 2013).

O risco de infeção está relacionado com procedimentos invasivos, doença crónica e presença de fístula; a interrupção dos processos familiares remete para a necessidade de cuidados específicos para a criança; a dificuldade de eliminação urinária está relacionada com a deterioração da função renal; as actividades recreativas deficientes foram descritas pelas crianças como sinais de dispneia e dores musculares ao realizar qualquer atividade; A intolerância à atividade está geralmente associada à fadiga, que muitas vezes resulta da anemia; A falta de conhecimento resulta de faltas frequentes à escola; O medo relaciona-se com o medo de situações inesperadas durante o tratamento de hemodiálise e o medo da morte (White & Pamplona, 2013).

Quanto mais estudos existirem nesta área, mais se saberá sobre o impacto da doença na criança e melhor se adaptarão as estratégias de abordagem às reais necessidades de cada criança e de cada família (Carvalho et al., 2015).

A avaliação regular da QVRS, incluindo a implementação de resultados relatados pelos doentes, deve fazer parte dos cuidados clínicos normais, a fim de identificar áreas específicas de intervenção e, por conseguinte, adotar as melhores estratégias (Tjaden et al., 2016).

É necessário ter em mente a implementação dessas estratégias. É necessário implementar um regime terapêutico que reduza os efeitos secundários dos medicamentos e a baixa taxa de crescimento em crianças com doença renal em fase terminal (Tjaden et al., 2016).

Quando o transplante renal não é uma opção, um programa de hemodiálise domiciliária pode reduzir as restrições alimentares e hídricas e melhorar a liberdade e a autonomia (Tjaden et al., 2016).

Existem intervenções psicológicas e várias iniciativas que podem aumentar a capacidade destas crianças para lidar com a doença renal terminal e o seu tratamento, dando-lhes a capacidade e a confiança para gerir a sua própria saúde, participar em actividades sociais, progredir nos estudos e cumprir as responsabilidades associadas à diálise e ao tratamento pós-transplante (Tjaden et al., 2016).

Todos os estudos apoiam uma abordagem multidisciplinar e centrada no doente, promovendo a tomada de decisões partilhada, o controlo e a auto-eficácia na gestão do tratamento e as oportunidades educativas e profissionais (Tjaden et al., 2016).

Especialmente para crianças em diálise, recomenda-se a realização de testes cognitivos e de desempenho adequados à idade. As unidades de diálise devem ter educadores no local para complementar o ensino escolar (Tjaden et al., 2016).

A prestação de cuidados humanizados é da maior importância, os comportamentos de proximidade, a escuta, a compreensão, o ensino, os projectos lúdicos que promovem a felicidade e a inclusão social, são apenas alguns desses aspectos.

alternativas que possibilitam uma vida quotidiana mais ou menos normal, melhorando a qualidade de vida desta população (Alves & Santos, 2015).

Exemplos de projectos educativos e recreativos, campos de férias para crianças com doença renal.

4.2. IMPORTÂNCIA DAS COLÓNIAS DE FÉRIAS

Graças à minha experiência pessoal como enfermeira voluntária em alguns campos para crianças doentes, apercebi-me de que estes campos oferecem às crianças momentos de grande bem-estar, através dos seus testemunhos, da observação de cada criança e do facto de estar com elas.

Vários domínios pessoais beneficiam destes momentos. Há um aumento da interação social, porque se convive com outras crianças com o mesmo quadro patológico, com monitores, com profissionais de saúde em particular, com enfermeiros, médicos, assistentes sociais, com organizações institucionais, bombeiros, etc.

Nestes campos, há uma grande partilha e aprendizagem entre os membros. As crianças falam umas com as outras sobre questões relacionadas com a sua doença, incluindo o tipo de doença que têm, o tipo de alimentos que preparam ou já prepararam, medicamentos, tratamentos, estratégias para ultrapassar dificuldades e muitas outras questões relacionadas com a sua idade e interesses.

Estes campos oferecem às crianças momentos de

crescimento pessoal, uma vez que saem da sua zona de conforto, afastam-se dos pais (no caso dos campos onde os pais não estão presentes), têm de ser responsáveis pelos seus objectos pessoais e têm de respeitar o regime (alimentação, medicação, horários de tratamento). Têm também de aceitar as regras incutidas no campo, o que os ajuda a compreender que há condições a respeitar.

Durante os campos de férias são adquiridas e desenvolvidas várias competências, nomeadamente ao nível das relações interpessoais e da educação para a saúde. Este último ponto é de particular interesse no contexto da educação pelos pares, onde os dois elementos envolvidos participam ativamente no processo (Fernandes, 2016).

As crianças com doenças crónicas enfrentam uma série de desafios, nomeadamente ao nível do seu desenvolvimento físico, social e emocional. Os campos de férias podem ser muito benéficos, uma vez que lhes proporcionam muitos momentos positivos, como uma experiência divertida, apoiam a concretização dos seus objectivos, promovem o contacto com a comunidade, beneficiam da criação de novas amizades, melhoram a sua autoimagem, aumentam o conhecimento sobre a sua doença, melhoram a sua gestão e incentivam o desenvolvimento positivo (McCarthy, 2015).

O papel dos enfermeiros pode ser proeminente nesta área, uma vez que são eles que melhor determinam se as crianças podem frequentar o campo de férias e podem ajudar as famílias a escolher o campo de férias certo para cada criança (McCarthy, 2015).

Um estudo realizado com um grupo de jovens após a sua participação num campo de férias revelou que os elementos deste grupo tinham uma maior capacidade de identificar estratégias para atingir os seus objectivos. A identificação e o desenvolvimento de objectivos pessoais estão associados a uma melhor perceção da QV

(Woods, Mayes, Bartley, Fedele, & Ryan, 2013).

Depois de participarem num campo de férias pediátrico, as crianças que sofrem de doenças cardíacas e os seus pais revelaram num estudo que estes campos produzem efeitos muito positivos, reduzindo a ansiedade de ambas as partes (pais e filhos). Além disso, para as crianças, os resultados psicossociais nas áreas da autoestima, social, física e emocional foram muito positivos (Bultas, budhathoki, & Balakas, 2013).

Bandino, Garfinkle, Zickefoose, & Hsieh (2014) afirmam que as crianças com doenças crónicas que frequentam campos de férias onde são tomadas precauções de segurança e existe supervisão clínica terão uma experiência positiva e segura onde as complicações são mínimas.

Estes campos de férias existem em diferentes partes do mundo e são muito benéficos para as crianças que neles participam.

Exemplos destes domínios:

Nos Estados Unidos da América (EUA), de acordo com a NeedyMeds (2017):

- Camp Okawehna (O Campo) no Tennessee;

- Kidney Camp, que se realiza em Illinois ;

- Ruth Carol Gottscho Kidney Camp, a realizar em Nova Iorque ;

- Victory Junction - Fins-de-semana em família, da Carolina do Norte;

- Western PA Kidney Summer Kamp, produzido na Pensilvânia;

- Os fins-de-semana em família da primavera e do outono da Painted Turtle, organizados na Califórnia ;

- Programas de verão para tartarugas pintadas organizados na Califórnia ;

- Acampamento de verão - Camp Boggy Creek, realizado na Florida ;

- Acampamento durante todo o ano - Camp Boggy Creek, na Florida ;

- Camp Independence, organizado na Geórgia ;

- Camp Tecumseh, que tem lugar em Indiana ;

- Camp Chimer, no Missouri;

- Camp Sunshine, organizado no Maine ;

- O NKFM Kids' Camp, no Michigan, é o maior campo de férias da União Europeia.

- Retiro do Reino do Pacífico para crianças, organizado no Texas.

No Canadá, existem também campos de férias para crianças com doença renal (The Kidney Foundation of Canada, 2017).

Desde 1975, o Frost Valley YMCA, em parceria com a Ruth Gottscho Kidney Foundation e o Montefiore Children's Hospital, organiza campos de férias para crianças com doença renal (The YMCA, 2014).

Na Austrália, o National Kidney Kid's Health Camp é organizado pela Kidney Health Australia (Kidney Health Australia, 2017).

A nível europeu, o Camp KREW foi criado para reunir crianças com doença renal em vários países europeus. Começou em 2016 na Polónia, com a participação de crianças polacas, portuguesas, holandesas e espanholas. Pelo segundo ano, em 2017, teve lugar em Portugal, com a participação de crianças portuguesas, espanholas e holandesas.

Em Espanha, o Campamento CRECE (Vacaciones socioeducativas para ninos y jovenes con enfermedad renal), promovido pela ALCER (Federacion Nacional de Asociaciones para la Lucha Contra las Enfermedades del Rinon, 2017), decorre há vários anos. Em Portugal, o campo de férias começou em 2016, chama-se CRESCE e é promovido pela APIR, tendo já sido repetido em 2017 (Associapao Portuguesa de Insuficientes Renais, 2017).

Como enfermeira voluntária, tive o privilégio de participar na CRECE, KREW E CRESCE.

Fernandes (2016) no seu estudo sobre a qualidade de vida de crianças com doença renal em campos de férias, recolheu testemunhos de crianças que revelam que o tipo de atividade que as marcou do ponto de vista pessoal, social e clínico:

"(...) me he sentido muy bien (...) hemos passado muy bien." (16)

"Me senti bien y me diverti bastante (...)" (17) (p. 58)

O reconhecimento dos benefícios da experiência, o sentimento de gratidão e o agradecimento afetuoso são notáveis:

"(...) me gustaria mucho volver al ano que viene (...)" (17)

"(...) Gostei de tudo ! Tinhamos sempre enfermeiras a cuidar de nós, monitores que tinham uma tarefa importante.(...) espero mais convites para ir a outros campos de ferias (...). Ë algo que quero muito repetir." (31) (p. 58)

Foram revelados vários sentimentos positivos (Fernandes, 2016):

- A título pessoal:

"Sinto-me feliz (...)" (1)

"(...) pase super bien (...) fue una experiencia increible. La volveria a hacer sin aluda alguna. " (12) "Sinto-me bem e divirto-me bastante (...)" (17)

"(...) Esta semana no CRESCE foi espetacular (...) felicidade (...) nunca estavamos aborrecidos (...)" (31)

"(...) diversao, o afeto, as amizades, tudo isto esta presente. (...) " (32)

"Eu diverti-me imenso (...)" (38)

"(...) Adorei esta semana." (41) (p.58)

- De um ponto de vista social :

"(.) conoci a muchas amigas y amigos(.) me han ensenado cosas que no sabia me he sentido como una persona grande pues me trataron como una adulta lo que me gusto mucho (.)" (3)

"(...) conoci a muchisima gente y me hize mogollon de amigos (.)" (12)

"(...) gosto de estar com os meus amigos e de conhecer gente nova (...) Estes acampamentos servem para poder conhecer uns aos outros (...)" (15)

"(...) tivemos muitas actividades de grupo divertidas. Los hemos passado muy bien todos juntos (...) Me he sentido siempre agusto, con mis amigos, monitores e enfermeros (...)" (16)

"(...) Eu gostei do convívio e das pessoas que conheci"(...) (30)

"(...) Tinhamos sempre actividades para fazer (...) Fizemos novos amigos, reencontramos os antigos. (...) Estas ferias ajudam-nos a sair da area de conforto dos nossos pais" (31)

"(...) Acho estes encontros muito bons (...) pelo convivio e pelas amizades que se constroem (...). Apesar de termos um problema de rins, a nossa vida pode serida exatamente da mesma maneira

que os outros. (...) Tudo foi bom a sua maneira, tudo teve o seu momenta, tudo foi incrivelmente especial. " (32) (p.58)

"Esta semana foi especial (...) fizemos tudo numa semana, o que eu pensava que era impossível, mas por mim era mais uma semana (...)." (39)

"Eu durante esta semana (.) fiz coisas que nunca imaginei poder fazer (...) adorei conhecer os meus colegas (...) (40)

"(...) gostei muito, conheci pessoas novas, aprendi coisas novas (...), partilhei a minha experiência com outras pessoas (...) As actividades foram super divertidas e interessantes, diverti-me muito (...), fiquei muito contente, foi uma oportunidade que não tive tempo de aproveitar"(42) (p.59)

- Estabelecimento clínico :

"(.) coinvivir con la enfermedad (.), conoces a gente que ves que tiene una fuerza de voluntad al convivir con ella aparte desde pequenos algunos ninos y a estar conscientes con la enfermedad de

como llevarla, que cosas no puede comer (...)" (15)

"(...) intercambiabamos as nossas histórias sobre doenças e medicamentos" (17)

"(...) percebemos que não somos os únicos, que existem muitos iguais a nós. (...)" (31)

"(...) estes encontros sao muito bons (...) pelo facto de nos ajudar imenso com a nossa doenga (...)" (32)

"Eu sou igual aos outros, porque acho que não era o único com este problema. Antes, pensava que era o único e agora não sou (.) (35)

"(...) foi uma semana para nos podermos libertar de algum stress dos médicos (...)" (39)

"(...) adorei conhecer os principios para a prevencao do rim (...)." (40)

"(...) aprendi coisas novas (.) sobre a minha doenga (...) Cada vez que penso no facto de julgar saber "tudo" o que e necessario e basico para a minha doenga vejo que e mentira. (...) O importante é ser positivo e ter confiança. A maior

parte do tempo, eu estava triste e desesperada com a minha vida, revoltada, porque não entendia porque é que eu estava aqui e mais ninguém tinha esta oportunidade. Mas hoje, é diferente, é muito diferente, mas agradeço o facto de ter uma vida diferente, de ter as mesmas limitações e as mesmas dificuldades, se não tivesse tido uma vida diferente, não seria quem sou hoje, não teria descoberto tantas coisas maravilhosas, não teria comunicado/participado/aprendido/compreendido as pessoas fantásticas que conheci. Tenho amigos, amigos que não quero perder, que me ajudaram e que me ajudam. Tem sempre alguém com um problema pior que o nosso, não podemos ir a baixo e muito menos permitir que alguém o faga (...)" (42) (p.59)

Agradecimentos às instituições organizadoras:

"(...) agradecer a los monitores el buen trato (...) me senti muy querida con mucho carino de todos y cuando me encontraba mal siempre habia alguien a mi lado para consolarme pues es la primera vez

que salgo (...) sin mis padres hi mis hermanos." (3)

"(.) me gustaria mucho volver al ano que viene (...)" (17)

"(...) Gostei de tudo! Tinhamos sempre enfermeiras a cuidar de nós, monitores que tinham uma tarefa importante. (...) Espero mais convites para ir a outros campos de ferias (...). Ë algo que quero muito repetir." (31)

"(.) Espero seriamente voltar a repetir pois, tudo isto ja e uma parte de mim." (32)

"(...) Obrigada por estas ferias!!!" (35) (p.59).

Fernandes (2016) concluiu, através do tratamento estatístico dos dados obtidos através do questionário (KINDL), que as crianças dos campos de férias têm uma perceção positiva da qualidade de vida. A dimensão da escala com melhor perceção é a autoestima e a com pior perceção é o bem-estar emocional. O estudo revelou ainda que, entre as crianças portuguesas e espanholas, as crianças espanholas percepcionam uma melhor qualidade de vida.

CONCLUSÃO

A doença renal caracteriza-se por uma perda da função renal e compreende cinco fases, cada uma com as suas características próprias.

O tratamento para esta doença pode envolver uma dieta adequada, um estilo de vida saudável, terapêutica prescrita ou tratamentos mais invasivos, como diálise, diálise peritoneal ou hemodiálise. O transplante renal é outra opção de tratamento, que depende do cumprimento de determinados critérios.

As percepções da qualidade de vida são altamente subjectivas, especialmente quando se trata de crianças, que ainda se encontram numa fase de grande desenvolvimento a todos os níveis - físico, psicológico e social.

Quanto mais soubermos sobre os factores que promovem ou afectam negativamente a qualidade de vida de cada criança e de cada família, mais o nosso trabalho como profissionais de saúde e prestadores de cuidados melhora.

Cabe aos profissionais de saúde, que envolvem as crianças e as famílias no tratamento, realizá-los e adaptá-los às necessidades de cada criança e de cada família, de acordo com a sua situação clínica.

Uma equipa de saúde multidisciplinar é importante para permitir que a criança seja acompanhada e orientada por diferentes especialidades, incluindo medicina, enfermagem, psicologia, nutrição e serviços sociais, e assim progredir para uma melhor qualidade de vida.

Os profissionais devem ser alertados para identificar rapidamente os factores de risco para a criança e para a família, a fim de prestarem os melhores cuidados. Devem também informar as crianças e os seus cuidadores sobre as diferentes oportunidades de brincar que existem na sociedade, para que as crianças se sintam o mais integradas possível na sociedade em que vivem.

Os campos de férias são momentos de grande aprendizagem a muitos níveis: o crescimento pessoal, as relações sociais e a aprendizagem terapêutica oferecem às crianças a oportunidade de partilhar experiências, um sentimento de pertença, diversão, formação, gratidão, reflexão e capacitação, para citar apenas alguns.

A produção deste livro revelou-se um momento de grande aprendizagem, análise crítica e reflexão. Permitiu-nos compilar um vasto conjunto de conhecimentos sobre a temática da qualidade de vida das crianças com doença renal e acreditamos que é possível promover uma melhor forma de vida para estas crianças e suas famílias. Assim, consideramos que o objetivo inicialmente proposto foi atingido.

A existência de mais estudos sobre o tema seria uma mais-valia para esta população, pois permitiria um melhor conhecimento da população pediátrica com esta doença e das suas famílias, contribuindo assim para uma vivência mais harmoniosa e feliz da doença.

BIBLIOGRAFIA

Abreu, I. S., Kourrouski, M. F. C., Santos, D. M. D. S. S. Dos, Bullinger, M., Nascimento, L. C., Lima, R. A. G. De, & Santos, C. B. Dos. (2014). Criangas e adolescentes em hemodiálise: atributos associados a qualidade de vida. *Revista Da Escola De Enfermagem Da Universidade De Sao Paulo, 48(4),* 601609. doi:10.1590/S0080- 623420140000400005

Alves, D. e Santos, Y. (2015). *Caracterizagao da qualidade de vida em criangas e adolescentes portadores de insuficiencia renal cronica: uma revisao integrativa da literatura.* Universidade de Tiradentes.

Associao Portuguesa de Insuficientes Renais. (2017). CRESCE 2017. Recuperado em 20 novembro, 2017, de http://www.apir.org.pt/cresce- 2017/

Bandino, M. L., Garfinkle, R. A., Zickefoose, B. A., & Hsieh, D. T. (2014). Epilepsia em um acampamento de verão para crianças e jovens adultos com deficiências de desenvolvimento: A 3-Year

Experiência. *Military Medicine, 179(1),* 105110. doi:10.7205/MILMED-D-13-00304

Bezerra, J., Oliveira, L., & Maia, E. (2016).

Estresse e qualidade de vida em crianpas com doenpas renais cronicas hospitalizadas. *Psicologia, Saude E Doengas, 17*(3), 382388.

Branco, C. e Pamplona, Y. (2013). INSUFICIÊNCIA RENAL CRÓNICA EM TRATAMENTO HEMODIÁLICO A insuficiência renal ocorre quando os rins são incapazes de eliminar os resíduos metabólicos do organismo ou de desempenhar as suas funções reguladoras. As substâncias normalmente eliminadas na urina são, em consequência,... *Revista Enfermagem Contemporânea, 2*(1), 103-111.

Briones, D. L., Lopez, L. C., & Adragna, M. (2016). Enfermedad renal cronica en ninos y adolescentes: progresion, estrategias de prevencion y renoproteccion. *Medicina ilfantil, XXIII,* 132-142.

Buder, K., Werner, H., Landolt, M. a, Neuhaus, T. J., Laube, G. F., & Sparta, G. (2016). Qualidade de vida relacionada à saúde e saúde mental em pais de crianças com uremia hemolítica.

síndrome. *Nefrologia Pediátrica, 31(6),* 923 932. doi:10.1007/s00467-015-3294-0

Bultas, M. W., Budhathoki, C., & Balakas, K. (2013). Avaliação dos resultados da criança e

dos pais após uma experiência de acampamento cardíaco pediátrico. *Jornal para Especialistas em Enfermagem Pediátrica,* (18), 320-328.
doi:10.1111/jspn.12040

Carvalho, L., Silveira, A., & Martins, G. (2015). *A Experiencia de Vida da Crianca com Insuficiencia Renal Cronica: Uma Revisao Integrativa.* Faculdade de Ciencias da saude da Universidade de Brasilia.

Saúde Pública Infantil. (2011). KIDSCREEN. Recuperado em 18 de novembro de 2017, de https://www.kidscreen.org/english/questionnaires/kidscreen-52-long-version/

Dotis, J., Pavlaki, A., Printza, N., Stabouli, S., Antoniou, S., Gkogka, C., ... Papachristou, F. (2016). Qualidade de vida em crianças com doença renal crónica. *Pediatric Nephrology, 31*(12), 2309-2316. doi:10.1007/s00467-016-3457-7

Federacion Nacional de Asociaciones para la Lucha Contra las Enfermedades del Rinon. (2017). Campamento CRECE. Recuperado em 20 de novembro de 2017, de

http://alcer.org/federacionalcer/campamento-crece/

Fernandes, C. (2016). *Doença renal infantil - Qualidade de Vida.* Instituto Politécnico de Viseu.

Fernandez, C. e Hijosa, M. (2014). Enfermedad renal cronica en la infancia. Diagnostico e tratamento. *Asociacion Espanola de Pediatria, 1,* 385-401. Recuperado de https://www.kidney.org/es/kidneydisease/aboutckd

Guedes, M. L. (2013). *Avaliagao da Qualidade de vida em Criangas e Adolescentes com Asma.* Universidade da Beira Interior. Retrieved from http://www.seer.ufu.br/index.php/horizontecientifico/article/viewFile/4001/2981.

Homaie Rad, E., Mostafavi, H., Delavari, S., & Mostafavi, S. (2015). Health-related quality of life in haemodialysis and peritoneal dialysis patients Uma meta-análise de estudos iranianos. *Iranian Journal of Kidney Diseases IJKD, 99(5),* 386-93. doi:10.4103/1319- 2442.111036

Kidney Health Australia (2017). Crianças com rins. Recuperado em 19 de novembro de 2017, de http://kidney.org.au/your-

rins/apoio/crianças e jovens adultos/crianças-crianças

Kogon, A. J., Stoep, A. Vander, Weiss, N. S.,

Smith, J., Flynn, J. T., & McCauley, E. (2013). Depressão e seus fatores associados na doença renal crônica pediátrica. *Pediatric Nephrology, 9(28),* 1855-1861. doi:10.1002/ana.22528.Toll-like

Lomba, L., Lameirinhas, A., Silva, A. M., & Brito, J. (2014). Impacto da dialise peritoneal na familia da crianpa com doenpa renal cronica: revisao integrativa da literatura. *Revista de Enfermagem Referenda, IV(3),* 139-148. Extraído de /scielo.php?script=sci_arttext&pid=&lang=pt

Lopes, J., Fukushima, R., Inouye, K., Pavarini, S., & Orlandi, F. (2014). Qualidade de vida relacionada a saude de pacientes renais cronicos em dialise. *ACTA Paulista de Enfermagem, 27*(3), 230-236. doi:10.1590/1982-0194201400039

Lopes, M. (2013). *Avaliagao da qualidade de vida em saude de criangas e adolescentes portadores de doenga renal estagio 4 (pre-dialitica) ou estagio 5 (dialitica) e de seus cuidadores primarios*. Faculdade de Medicina da Universidade de São Paulo.

Lopes, M., Ferraro, A. e Koch, V. H. (2014). Qualidade de vida relacionada à saúde em crianças e adolescentes com DRC estágios 4 e

5 e seus cuidadores. *Pediatric Nephrology, 29,* 1239 1247. doi:10.1007/s00467-014-2769-8

McCarthy, A. (2015). Acampamento de verão para Crianças e Adolescentes com Condições Crónicas. *Pediatric Nursing, 41(5),* 245-250.

Mekahli, D., Ledermann, S., Gullett, A., & Rees, L. (2014). Avaliação da qualidade de vida por jovens adultos sobreviventes de doença renal crónica grave na infância. *Nefrologia Pediátrica, 29(8),* 1387-1393. doi:10.1007/s00467-014-2785-8

Mishra, K., Ramachandran, S., Firdaus, S., & Rath, B. (2015). O impacto da síndrome nefrótica pediátrica na qualidade de vida relacionada à saúde dos pais e no funcionamento familiar: uma avaliação pelo módulo de impacto familiar PedsQL 4.0. *Saudi Journal of Kidney Diseases and Transplantation, 26*(2), 285-292.

Moreira, J. M., Bouissou Morais Soares, C. M., Teixeira, A. L., Simoes e Silva, A. C., & Kummer, A. M. (2015). Ansiedade, depressão, resiliência e qualidade de vida em crianças e adolescentes com doença renal crónica pré-dialítica. *Pediatric Nephrology, 30(12),* 21532162. doi:10.1007/s00467-015-3159-6

Moura, F. M. De, Junior, A. L. C., Dantas, M. S.

D. A., Araujo, G. D. C. B., & Collet, N. (2014). Intervengao ludica a criangas com doenga cronica: promovendo o enfrentamento. *Revista Gaucha de Enfermagem, 35*(2), 8692. doi:10.1590/1983-1447.2014.02.41822

Fundação Nacional do Reno (2002). ORIENTAÇÕES DA NKF KDOQI. Recuperado em 11 de novembro de 2017, de http://www2.kidney.org/professionals/kdoqi/guidelines_ckd/p4_class_g1.htm.

NeedyMeds (2017). Retiros, acampamentos e programas recreativos sobre doenças renais. Recuperado em 19 de novembro de 2017, de http://www.needymeds.org/camps.taf7_function=list_disease&disease_id=132&disease=Kidney Disease.

Silva, C. (2015). *Lesão renal aguda em crianças portuguesas*. Faculdade de Medicina da Universidade de Coimbra.

Silva, E., Fernandes, C., Marques, D., & Duarte, J. (2017). Qualidade de vida de criangas com doenga renal. *Revista de Enfermagem Referenda, IV(12),* 97-106.

Teixeira, C. G., Duarte, M. D. C. M. B., Prado, C. M., Albuquerque, E. C. De, & Andrade, L. B. (2014). Impacto da doença renal crónica na qualidade de vida, função pulmonar e capacidade funcional. *Jornal de Pediatria, 90(6),* 580-586. doi:10.1016/j.jped.2014.03.002

Fundação do Rim do Canadá (2017). Acampamentos de verão. Recuperado em 20 de novembro de 2017, de https://www.kidney.ca/summer- camps

YMCA (2014). Acampamento para rins. Recuperado em 20 de novembro de 2017 de http://frostvalley.org/camp/specialty-camps/kidney-camp/.

Tjaden, L. a., Grootenhuis, M. a., Noordzij, M., & Groothoff, J. W. (2016). Qualidade de vida relacionada à saúde em pacientes pediátricos com doença renal em estágio terminal: estado do conhecimento e recomendações para a prática clínica. *Pediatric Nephrology, 31*(10), 1579-1591. doi:10.1007/s00467-015-3186-3

Woods, K., Mayes, S., Bartley, E., Fedele, D., & Ryan, J. (2013). Uma avaliação dos resultados psicossociais para crianças e adolescentes que frequentam um acampamento de verão para jovens com doenças crônicas. *Saúde das crianças*

Care, 42, 85-98. doi:10.1080/02739615.2013.753822

Organização Mundial da Saúde. (2017).

WHOQOL: Medir a qualidade de vida. Acedido em 18 de outubro de 2017 em. http://www.who.int/healthinfo/survey/whoqol-qualityoflife/en/

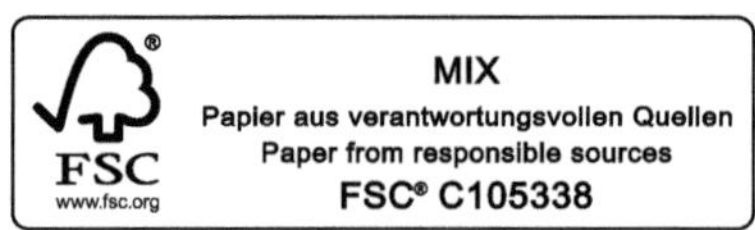

Printed by Books on Demand GmbH, Norderstedt / Germany